A.D.D.,
EL METODO NATURAL

*Una ayuda para niños con Desorden de Deficiencia
de la Atención e Hiperactividad*

Por

Nina Anderson
Y
Dr Howard Piper

ISBN 1-884820-49-2
Library of Congress Catalog No. 99-95012

Primera edición
Editado en los Estados Unidos de Norte América

Publicado por Safe Goods
283 East Canaan Rd., East Canaan, CT 06024
(860) 824-5301 Fax: (860) 824-0309 Website: animaltails.com

"A.D.D., El Método Natural" no pretende tomar el lugar
de una opinión médica. Este libro ha sido escrito con el
propósito de educar e informar. Por favor consulte a un
profesional de la salud cuando sea necesario.

TABLA DE CONTENIDO

Muchas gracias al Doctor Esteban Genao, Veronica Guerrero, Silvia Minay y a Jose Zambrano Cassella por la traducción de este libro al Español de la version en Ingles originalmente llamada, *A.D.D., The Natural Approach.*

En este libro la traducción de attention Deficit Disorder (ADD), será Trastorno de Deficiencia de la Atención (TDA), y cuando se mencione ADHD nos referimos al Trastorno de Deficiencia de la Atención con Hiperactividad o TDA con Hiperactividad

NOTA DEL AUTOR

Durante los últimos 17 años, mi hija ha recopilado información acerca de curación por métodos naturales. Ella ha aprendido a través de la experimentación y de pláticas y visitas a numerosos profesionales en métodos alternos. Ella también ha trabajado, con adolescentes diagnosticados con Desorden de Deficiencia de la Atención e Hiperactividad

La mayoría de sus estudiantes con trastorno de deficiencia de la atención se encontraban bajo tratamiento médico y aquellos que no estaban bajo ningún tratamiento no sabían nada sobre métodos naturales alternos pero se mostraron interesados sobre éstos.

Este libro es para ellos, como muestra de aprecio para estas talentosas personas que despertaron a mi hija al potencial y a las posibilidades que ofrece la vida y que a través de su grandiosa imaginación le enseñaron a pensar en grande de nuevo.

Gracias Rachel por todo lo que has hecho, por tu apoyo y empuje, y gracias muy especialmente por mantener tu visión en este trabajo hasta el final. No podríamos haberlo hecho posible sin tí!

A.D.D.

Bienvenidos al siglo 21

"El número de niños diagnosticados con hiperactividad o problemas de aprendizaje ha alcanzado proporciones epidémicas. Niños que a través de exámenes físicos o de laboratorio no se les ha podido detectar causa alguna de enfermedad. Sin embargo la pronta respuesta al problema es usualmente una droga que modifica el comportamiento, llamada ritalín, hoy en día tan popular como el tilenol o la aspirina.

La respuesta para la hiperactividad puede ser muy simple, pero no es fácil. Para mí, la hiperactividad, tal como otros problemas crónicos, es un signo de toxicidad o deficiencia, o en la mayoría de los casos, una combinación de ambos. El niño con problemas cerebrales tiende a ser aquel que no fue amamantado, que padecía de cólicos o estreñimiento cuando lo alimentaban con fórmulas, y que tenía reflujo gastroesófagico, por el cual le daban tagamet o zantac. También es aquel niño que estuvo bajo antibióticos varias veces por infecciones de oídos o garganta. El mismo niño que no dormía bien en las noches o que padecía de dolores de piernas o de estómago, el que siempre estaba congestionado y se resfriaba fácilmente. Es el niño que se diagnostica como asmático y desde muy temprana edad es tratado con Albuterol y prednisona.

Si la nariz está bajo ataque se congestiona, si los pulmones están cargados habrá tos, si el estómago está siendo atacado habrá dolor. Cuando el cerebro está bajo tensión se producen pensamientos distorcionados, sentimientos inapropiados, percepciones incorrectas.

El RITALIN ayuda a los niños a corto plazo, pero es claro que no es la respuesta correcta a largo plazo. Los que trabajamos en el campo de la salud, tenemos que encontrar una solución real, que nos lleve a modificar nuestro medio interno y externo, removiendo la toxicidad y limpiando nuestro sistema digestivo, para mejorar y fortalecer nuestro sistema inmunológico.

Tenemos que nutrir adecuadamente nuestro cerebro mejorando nuestra dieta y poniendo más atención a nuestro consumo de ácidos grasos esenciales y aminoácidos. Hoy en día no le damos importancia al consumo de minerales .

Ha llegado la hora de darle un giro al tratamiento de los desórdenes cerebrales Hacia un método natural y holístico. Los padres, maestros y profesionales de la salud, así como los niños apreciarán su contribución. Bienvenidos al siglo 21."

—Esteban A. Genao, M.D., F.A.A.P., Pediatra

"El TDA y TDA acompañando de hiperactividad no son desórdenes o enfermeda- des en el sentido tradicional. Los que sufren de esta condición son seres desajustados o deshabilitados por una química cerebral anormal y en su mayoría producto de la sociedad en que vivimos. Alimentamos a nuestros niños con comidas artificiales, sin valor nutricional, con colorantes artificiales, preservantes y alergenos (productos lácteos, trigo, etc). Los sentamos frente al televisor lleno de estimulantes y cambiantes imágenes y juegos de video; y luego esperamos que se comporten tranquilamente y se sienten quietos durante todo el día de escuela. Todo está rigurosamente programado con un horario tan apretado donde nunca hay suficiente tiempo para dormir, jugar o relajarse libremente y comportarse como un ser humano.

En mi opinión, TDA y TDA con Hiperactividad son el resultado de gente tratando de vivir sus vidas como máquinas de tiempo y su producto final es un cerebro mecá-nico, una sociedad con una misma cultura sin espacio para nada. Este problema es el producto de una sociedad cultural inhumana.

La respuesta de nuestra sociedad es: prozac, cylert y ritalín, una vida llena de medicamentos. La alternativa para un mejor vivir es calmarse, dormir más, comer verdaderas comidas, cambiar la manera en que educamos a nuestros hijos y disfrutar de la vida, una verdadera vida, no las imágenes televisadas de vidas desbalan-ceadas, utilizando productos de hierbas y nutrientes para fortalecer los sistemas nervioso, circulatorio y endocrino. Si esto no funciona o si usted no tiene tiempo, la receta del ritalín siempre estará disponible."

—*David Winston, Herbalista, Etnobotánico*
Cofundador dela guía herbalista americana.

"Uno de los factores que contribuyen al TDA es la toxicidad en la célula, específicamente con químicos y metales pesados. Estas toxinas interfieren con la función y reparación celular. Por tanto, necesitamos desintoxicar el cuerpo a nivel celular para así limpiar y fortalecer la base antes de reconstruir nutricionalmente el cuerpo. El TDA puede ser corregido."

—*Gregory S. Ellis, Ph.D. Nutricionista certificado*

El problema

Más de 6 millones de niños Americanos toman ritalín regularmente para ayudarlos con el trastorno de deficiencia de la atención (TDA), un incremento de casi tres veces más desde 1990. Esta estadística es conservadora. Parece que casi todos conocemos a alguien cuyo niño está bajo tratamiento por problemas de conducta o que está contemplando la posibilidad de usar algún tipo de droga para este trastorno.

Los padres que están buscando soluciones para sus niños distraídos, con mala conducta o que interrumpen constantemente, a menudo se le alienta a medicar a sus hijos antes de que se hayan considerados otras alternativas. Los doctores y el personal de la escuela pueden llevar a los padres a creer que el medicamento es la mejor solución y en algunos casos, tal vez, la única respuesta. A los maestros de algunos distritos se les están dando poderes para solicitar intervención médica para los niños con problemas de conducta. Estas tácticas pueden dejar a los padres sin otra alternativa que medicar a sus hijos, en ocasiones en edad preescolar, con ritalín.

Los doctores promueven el uso de ritalín porque los resultados a base de este medicamento pueden ser dramáticamente exitosos. Cuando el ritalín surte un efecto positivo, el niño que no podía antes sentarse quieto o prestar atención, repentínamente mejora de un día para otro. Aunque el resultado es impresionante no debe considerarse una solución a largo plazo. Una solución permanente debe ser aquella que restablezca el equilibrio y no que simplemente elimine los síntomas de un desequilibrio.

Cuando el ritalín no tiene éxito, no hay paz. Algunos niños pueden volverse violentos o excesivamente irritables, incluso se hace imposible comunicarse con ellos. Algunos niños sufren depresiones y no pueden jugar o sonreír. Si la familia no tiene información sobre otras alternativas, le espera la desesperación.

Existen alternativas diferentes al ritalín. Si el Ritalín o alguna otra droga similar ha fallado en ayudar a su hijo o si usted prefiere los métodos naturales entonces usted está a punto de descubrir las maneras como ayudar a su niño que han resistido la prueba del tiempo.

El Trastorno de deficiencia de la atención (TDA) y el desórden de la dificiencia de la atención con hiperactividad (TDAH) están relacionados. Hoy en día es muy común referirse al (TDA) con o sin hiperactividad.

En cualquiera de los casos, el problema proviene de un disturbio del sistema nervioso central y la mayoría de los expertos están de acuerdo que el déficit de atención o la hiperactividad es un desorden cerebral con bases biológicas.

Antes se pensaba que los niños que mostraban síntomas de trastorno de deficiencia de la atención tenían daño cerebral, de ahí que a este trastorno se le conoció por largo tiempo con el nombre de disfuncion cerebral mínima. Después el término fue hiperkinesis, al cual le siguió el nombre actual de trastorno de deficiencia de la atención con o sin hiperactividad. Siempre existe la discusión sobre cual es el nombre más apropiado.

Muchos prefieren reemplazar la palabra "Deficiencia" en el término TDA por algo más apropiado, por el hecho que más bien existe una abundancia de atención (en muchas diferentes direcciones) en vez de una "falta" de atención. Además existe la habilidad de hiperenfocar la atención en algunas ocasiones.

Las personas que sufren de TDA usualmente poseen una inteligencia promedio o superior, inclusive pueden ser super-dotadas. Albert Einstein, Thomas Edison y Henry Ford fueron todos malos estudiantes. (Einstein fue expulsado de su escuela).

Supuestamente no existe una cura para el TDA, pero recuerde que TDA es una manifestación de síntomas que podemos relacionar con el sistema nervioso central, con un desequilibrio del mismo. Si el balance es restaurado en nuestro sistema, los síntomas del TDA van a mejorar y existen varias maneras para lograr esto.

¿Que es Ritalin?

Qué sabemos acerca del ritalín? Muy poco se sabe de cómo el ritalín trabaja o por qué y la seguridad de este tratamiento a largo plazo no se ha determinado aún.

El ritalín es una droga de clase II, definida como una sustancia controlada y categorizada con la cocaína, metadona y metanfetamina.

Las drogas de clase II se caracterizan por su "alto potencial de abuso", de cualquier forma los que proponen el uso de ésta aducen a que su efecto es inócuo en dosis terapéuticas. Para respaldar su opinión citan casos donde los niños han experimentado una gran mejoría de sus síntomas durante el tratamiento con este medicamento. Mientras esto puede ser cierto debemos siempre considerar las consecuencias de su uso.

El ritalín tiene muchos efectos secundarios severos. Dado que la relación entre estos efectos y el medicamento a menudo es ignorada, muchos años han de pasar tratando el insomnio, erupciones, o la irritabilidad excesiva en el niño, cuando el verdadero motivo es las droga prescrita. Las niñas, especialmente, son objeto de tratamiento por las reacciones secundarias de Ritalín u otras drogas como ésta. A menudo su período menstrual es señalado como el causante de su "extrema sensibilidad".

Aún cuando el ritalín parece beneficiar al paciente, la dosis puede ir elevándose regularmente, llegando a crear una tolerancia a ésta. Y aunque la tolerancia y la adicción van de las manos, quienes proponen el Ritalín se reusan a aceptar el posible factor de riesgo. Los doctores que prescriben el Ritalín, digamos a dosis terapéutica, aseguran que el riesgo de la adicción a éste es mínimo o virtualmente imposible. Esto puede o no ser verdad.

Sin embargo, es muy recomendable ir dejando el medicamento gradualmente. Nunca debe parar el uso del medicamento repentinamente. La consecuencia podría ser una severa depresión y se pueden observar otros efectos secundarios muy serios.

No suspenda la administración de la medicina sin antes consultar con el médico quién la recetó.

La Referencia de un Doctor

Ha sido más de una década desde que el Dr. Robert Mendelsohn, autor de *How to Raise a Healthy Child in Spite of Your Doctor (Como criar a un niño saludable a pesar de su doctor)*, explícitamente previene a los padres contra el uso de Ritalín o drogas similares. Sin embargo, desde aquel entonces la venta de Ritalín ha aumentado astronómicamente. ¿Por qué? Hemos perdido acaso el sentido de nustras raíces naturales y nuestro ritmo, que no podemos comprender la importancia de descansar lo suficiente, relajarnos y confiar en un mundo natural para beneficiar nuestra salud. La compasión, la sabiduría, la contemplación, meditación, el conocimiento innato, el amor humano y la compresión con que nos nutre la tierra, son los verdaderos remedios. Mendelsohn entendió esto hace muchos años.

El Dr. Mendelsohn era un pediatra convencional que practicó medicina ortodoxa por 2 décadas. El ordenaba radiografías, tonsilectomías y otras terapias rutinarias que eventualmente consideró innecesarias. Las creencias de Mendelsohn fueron cambiando gradualmente y éste empezó a animar a la gente, especialmente a sus pacientes, a que dependieran más en sus juicios y que pusieran menos énfasis en las "órdenes del doctor". Sus dos primeros libros: *Confessions of a Medical Heretic (Confesiones de una Herejía Médica)* y *Male Practice: How Doctors Manipulate Women (Práctica Masculina: Como los Doctores Manipulan a las Mujeres)*, advierten a los lectores contra la fé ciega hacia la profesión médica. Su tercer libro: *How to Raise a Healthy Child in Spite of Your Doctor (Como Criar a un Niño Saludable a Pesar de su Doctor)*, anima a los padres a retomar las riendas del cuidado de sus hijos.

Mendelsohn opina que los padres y abuelos son más capaces que los doctores de manejar la salud de los niños. El advierte a que no utilicemos drogas para modificar el comportamiento e insiste que los padres deben buscar las causas fundamentales del comportamiento errático. En cuanto a Ritalín y otras drogas similares, Mendelsohn aconseja a los padres que rechasen estas drogas e insiste que no existe ningún beneficio provechoso para el niño que valga la pena tales riesgos.

¿Porque el Metodo Natural?

Los problemas de aprendizaje pueden ser causados por defectos genéticos o por trastornos metabólicos. Cuando se trata de defectos genéticos, el problema de aprendizaje está conectado a defectos físicos o mentales que pueden llevar a condiciones serias, como la idiotez, la cual no puede ser cambiada por ninguna terapia conocida. Muchos de los problemas de aprendizaje son causados por trastornos metabólicos que surgen inmediatamente después del nacimiento y no por defectos genéticos. Estos problemas también pueden ser causados por la condición física de la madre durante el embarazo. Para poder entender lo que pasa en estos casos que hemos mencionado, debemos entender como funcionan el cerebro y el cuerpo.

Todos los tejidos en el cuerpo, incluyendo el cerebro y los nervios, están compuestos por células. Estas son entidades completas y se interconectan con otras células en el cuerpo. Cada célula mantiene su propio metabolismo y muchas realizan funciones que son beneficiosas para todo el cuerpo. Este proceso depende de más de 2000 enzimas producidas por las células. Si las enzimas son destruidas por toxinas que se han introducido en el cuerpo a través del aire, agua y los alimentos, los procesos metabólicos serán impedidos, causando así el mal funcionamiento de los procesos corporales. Muchos bebés nacen con toxinas que provienen de la madre, y durante las etapas tempranas de la vida de este niño muchas más toxinas se pueden acumular debido al consumo de alimentos que contienen pesticidas, químicos y aditivos.

El cerebro y los nervios son vulnerables, ya que las toxinas interfieren con la función enzimática que es necesaria para preservar el propio funcionamiento metabólico. Las deficiencias en esta área nos pueden llevar a problemas de temperamento e irritabilidad, problemas de atención, hiperactividad y a un deterioro de la salud. Eventualmente, la falta de función enzimática impide una digestión apropiada y esto causa una mala absorción de nutrientes, así empeorando el problema. La medicina convencional no trata este problema correctamente. En el caso de problemas de aprendizaje, existen muchos factores que influyen. El niño que presenta una organización genética frágil es vulnerable a muchas clases de toxinas que no son eliminadas propiamente por el cuerpo, debido al mal funcionamiento o congestión del hígado. Los métodos naturales nos ofrecen maneras efectivas para limpiar el cuerpo y remover las toxinas.

Gregory Ellis, Ph.D., es un nutricionista certificado. El ha desarrollado un programa especifico para el ADD (TDA) que considera la toxicidad celular como un factor de predisposición o de contribución en este trastorno. Su programa comienza con una limpieza de todos los órganos de eliminación y continúa con una desintoxicación celular específica para químicos, metales y virus. El utiliza formulaciones homeoviticas para poder lograr esta limpieza celular. Luego, la reconstrucción nutritiva es iniciada tal y como se reconstruye una casa, sobre una base más fuerte y limpia. Este proceso tambien ha tenido éxito en casos de autismo.

"Ve, se libre, y despierta cantando."
—Olivia Franklin

Las terapias naturales promueven la habilidad innata del cuerpo para curarse a sí mismo. La naturaleza siempre mantiene un balance y eso es lo que las terapias naturales tratan de restaurar. Nuestra constante e indiscutible respuesta de todos los tiempos es la restauración de ese balance.

Cuando comemos granos orgánicos frescos, frutas y vegetales; cuando respiramos aire puro y tomamos agua pura y producimos pensamientos puros, le damos al cuerpo las herramientas para estar saludable y libre, y nos damos a nosotros mismos y a nuestros hijos el regalo de poder vivir una vida de calidad.

Las hierbas y minerales nos ofrecen nutrientes y la risa es buena medicina. Imágenes guiadas, masajes, terapias de aroma, acupuntura, hipnoterapia, yoga, y muchas otras modalidades, tienen el potencial para aliviar el estrés y promover el bienestar. Pero debemos de ser pacientes y tenemos que entender que a veces el sanar toma mucho tiempo. Y aunque "la manera natural" puede resultar más difícil de lo que se imaginaba, sea constante y descubra los increíbles beneficios que se pueden obtener a través de este camino.

Nutricion, la Terapia del Sentido Comun

En un sorprendente artículo llamado "Why are kids telling lies" (Por qué los niños mienten), Gerald Olarsch, N.D. discute sobre las consecuencias de la deficiencia de minerales en relación a nuestros niños y la sociedad americana. El doctor Olarsch relaciona a la hiperactividad, problemas de aprendizaje, y comportamientos violentos a una fundamental falta de minerales. El doctor Olarsch insiste que la deficiencia de Atención (ADD) o Trastorno de deficiencia de la atención (TDA) y la hiperactividad - entre otros comportamientos anormales - pueden ser indicadores serios de una vida llena de problemas, depresión e inestabilidad. Si observamos muchos casos de TDA, vemos que estos niños han tenido más problemas de salud y de comportamiento que niños sin TDA. Infecciones del oído, cólicos, y un comportamiento irritable son síntomas muy comunes en estos niños.

Los minerales, los cuales son útiles, asimilables y saludables, están o seriamente escasos o simplemente no existen en nuestras tierras y acueductos. Nuestras fuentes de agua para tomar son muy cuestionables y éste es solamente parte del problema. El consumo de azúcar refinada, sal refinada, colorantes y sabores artificiales, y comidas con calorías vacías es dañino para nuestra salud. Esto ya no es tema para debatir, es un hecho.

El Dr. Olarsch nos habla sobre una clase de comportamiento conocido como Pica. Este es un severo y obsesivo antojo de comer que es causado por una deficiencia de minerales. Esto es comúnmente visto en niños con un deseo extremo de alimentos dulces y salados. El Dr. Olarch nos dice que esto es porque "desafortunadamente para nosotros, nuestro cuerpo temporalmente interpreta el consumo de azucares y sales como una satisfacción al deseo por minerales nutritivos. Se ha encontrado que si hay niveles de hierro bajos, esto causa cambios en nuestro juicio o razonamiento y en todos los aspectos de la actividad del cerebro izquierdo, incluyendo las habilidades científicas, matemáticas y el lenguaje hablado y escrito."

Otra ramificación de la deficiencia de minerales es el hecho de que el cuerpo tiende a aferrarse a metales pesados en un intento de satisfacer esta deficiencia. Si el cuerpo no tiene minerales disponibles que sean buenos, este acumula y se aferra a excesos de aluminio, plomo, u otros elementos similares que estén en contacto con él. Por otra parte, cuando existen minerales buenos en el cuerpo, este podrá elegir los elementos buenos entre los malos.

Un estudio realizado ha hecho una correlación de niveles altos de cobre en el cerebro con el comportamiento violento de niños encarcelados en un centro de detención. Cada caso en este estudio mostró niveles altos de cobre. Lo que este estudio no discutió era como corregir este problema. Sin embargo, el daño no es irreversible. Al tomar minerales electrolíticos cristaloides en forma líquida, aliviamos este problema y ayudamos a eliminar los depósitos de metales pesados en el cuerpo.

Esto no significa que los niños con TDA tienen tendencias innatas a ser violentos. ¿Cuál entonces es la conexión entre la malnutrición o deficiencia de minerales y el comportamiento aberrante? ¿Acaso no es interesante de que la mayoría de criminales encarcelados sufren de problemas de aprendizaje, de comportamiento hiperactivo, de malnutrición y otros problemas similares? Debemos de empezar a hacer una conexión en alguna parte.

Minerales

Las tribus Vilcabambas y los Hunzas son famosas por sus largas y vibrantes vidas. Ambas tribus diariamente toman agua un con alto contenido mineral.

Lo que parece ser la razón principal para la buena salud y el balance mineral de estas razas, es el agua rica en minerales que ellos consumen. Estas aguas contienen aquellos minerales que se encuentran ausentes en nuestras aguas comerciales y públicas.

Tanto los Vilcabambas como los Hunzas toman agua rica en minerales, provenientes de cascadas y ríos montañosos, las cuales fluyen tanto en la superficie como por debajo de formaciones rocosas. Estas aguas están cargadas de electricidad positiva y negativa, debido a la fricción y golpe de éstas en contra de las rocas y entre sí. Estas aguas nos proveen de minerales puros, inmediatamente disponibles y asimilables.

Los minerales ayudan a las células a aumentar su vitalidad. La falta de minerales nos lleva a una depresiva visión de la vida y nos hace vulnerables ante enfermedades degenerativas y una serie de problemas mentales y emocionales. Los minerales deben de ser consumidos en una manera fácil de asimilar, como en el caso de la fórmula cristaloide. La fórmula cristaloide nos provee de aquellos minerales que pueden atravesar las paredes celulares y que pueden hacer su trabajo a nivel microscópico, dejando que todo nuestro sistema funcione mas efectivamente.

Absolutamente todo el mundo puede beneficiarse al tomar minerales electrolíticos cristaloides en forma líquida, pero para los niños con TDA no es solamente recomendable, es esencial.

Magnesio

Otra deficiencia que posiblemente se ha esparcido entre la población, es la del magnesio. Clínicamente, los bajos niveles de magnesio en el plasma sanguíneo se asocian en los niños con estados de hiper-excitabilidad y falta de atención. Mildred Seelig, directora ejecutiva del Colegio Americano de Nutrición, estima que el 80% al 90% de los niños tienen deficiencia de magnesio.

Zinc

La deficiencia de Zinc ha sido relacionada con ciertos problemas de comportamiento, incluyendo al TDA. Un pediatra de la Florida, Esteban Genao, M.D. ha tenido un éxito increíble con casos de TDA, al tratar niños que sufren de este problema con suplementos de minerales y extra zinc. Es interesante saber que el zinc es un co-factor en numerosos procesos y reacciones enzimáticas, y las enzimas, tal y como las conocemos, son esenciales no solamente para la salud, sino para la vida misma.

Estudios indican que la deficiencia del zinc inhibe automáticamente ciertas funciones enzimáticas- cualquiera que estas sean - y que quizás ésta sea la clave y el elemento básico de la imagen clínica del TDA. Esto explica por qué logramos aliviar síntomas del TDA al tomar suplementos de enzimas. Estas enzimas adicionales alivian la deficiencia de zinc. Esto es solamente una especulación, pero probablemente vale la pena considerar estos hechos.

Quizás ahora usted este comenzando a ver como estas piezas del rompecabezas - minerales, enzimas, ácidos grasos esenciales - se relacionan unas con otras, como si fuesen todas partes de un solo sistema. Un doctor me dijo que una vez que el zinc se encuentre deficiente en el cuerpo, toma 3 generaciones para que el problema se corrija por si solo. El Dr. Genao ha obtenido fabulosos resultados con niños que tienen TDA, utilizando suplementos de zinc, minerales líquidos y ciertos cambios en la dieta. Las dosis de zinc deben de ser recetadas cuidadosamente y de acuerdo con el peso y la condición de la persona.

Enzimas

Las enzimas ayudan en la digestión de los alimentos y en el reparo de los tejidos, éstas son las trabajadoras de construcción en nuestro cuerpo; la vida depende de ellas. El cuerpo produce una cantidad limitada de enzimas con el propósito de ayudar en la digestión, y cualquier otra enzima que necesitemos es proporcionada por los alimentos que ingerimos. Pero existe un hecho importante - solamente las comidas crudas contienen enzimas y las comidas cocidas y procesadas no las contienen. Así que si un niño que consume una dieta principalmente basada en alimentos cocidos y procesados se encuentra en riesgo de desarrollar una deficiencia de enzimas y puede sufrir los síntomas relaciona- dos con este problema. Estos síntomas pueden incluir desde un malestar digestivo, irritabilidad crónica y fatiga, hasta síntomas tempranos de envejecimiento degenerativo, tales como un impedimento de las capacidades mentales. Existen estudios que han sido desarrollados para demostrar que las comidas cocidas no pueden sostener la vida de una persona por sí solas.

Sin las enzimas, el proceso biológico se derrumba. Esto debilita el sistema inmunológico y otras funciones del cuerpo. La deficiencia de enzimas ha sido relacionada con la promoción de alergias a ciertos alimentos debido a la mala digestión y esto nos puede llevar a anomalías del comportamiento. Es muy simple obtener enzimas para uso personal. Las enzimas más deseables para la suplementación son las enzimas de planta. Estas vienen en cápsulas y en polvo para utilizarse con una cuchara o para colocarse directamente en la boca (el sabor es dulce) o también se pueden rociar sobre las comidas. Las enzimas deben de tomarse cada vez que usted consuma comidas cocidas o procesadas. Comience la suplementación con dosis pequeñas. Entre los beneficios que usted puede obtener de estas enzimas tenemos: mejor digestión, sentirse menos soñoliento después de comer, un aumento de los procesos de pensamiento (más energía va hacia el cerebro y menos se gasta digiriendo alimentos procesados), y un mejoramiento, en general, de nuestras funciones.

Acidos grasos esenciales

Los ácidos grasos esenciales (EFA) son increíblemente simples de obtener y pueden lograr una cambio notable en nuestra salud si los tomamos regularmente. Los más afortunados de nosotros recibimos estos ácidos a través de la leche materna, en el caso de haber sido amamantados por nuestra madre. El recibir leche materna en nuestra infancia ayuda a nuestro cerebro a desarrollarse correctamente. Lo curioso de los EFA es que debemos obtenerlos de alimentos externos ya que el cuerpo no los produce. Los EFA se encuentran en altas concentraciones en el cerebro y su función es ayudar en la transmisión de los impulsos nerviosos y son necesitados en general para el normal funcionamiento del cerebro - esta es su conexión directa con el tratamiento de niños con TDA. Los EFA - también llamados Omega-3 o Omega-6 - son reco-mendados para niños con TDA, ya que los ácidos grasos esenciales son alimentos para el cerebro.

Existe evidencia que nos dice que aquellos niños cuyas madres estuvieron suficientemente suplidas de ácidos grasos esenciales durante el embarazo, son más inteligentes y aprenden más rápido. Pero esto no significa que todo está perdido si su dieta ha sido baja en EFA desde su nacimiento. Es posible comenzar a suplir su dieta con estos nutrientes ahora y beneficiarse de ellos, relativamente, en un corto tiempo. El aceite de linaza y el aceite de borraja son las mejores fuentes de EFA para los niños.

Proantocianidinas

En la edición de febrero de 1995 de la revista Total Health, Willa Vae Bowles contó la historia de una niña de Kalamazoo, Michigan, quien mostró síntomas de hiperactividad, comportamiento fuera de control y problemas con las tareas en el primer grado de la escuela. La niña fue diagnosticada con TDA y se le recetó ritalin. Aunque su desempeño escolar mejoró, la niña sufrió efectos secundarios debido al medicamento. Estos efectos secundarios incluyeron un tic nervioso y una actitud terrible. El doctor decidió no continuar con el medicamento, pero no ofreció alternativas. La madre de la niña oró por una solución. En Noviembre de 1993, la niña comenzó a tomar Pycnogenol, una fuente de proantocianidina, y en aproximadamente 3 días hubo un gran cambio. La niña se calmó, se volvió más agradable y pudo funcionar en una forma más armoniosa.

La razón por la cual este suplemento fué tan efectivo es porque la proantocianidina es un antioxidante superpoderoso, el cual tiene la habilidad de cruzar la barrera hemato-encefálica. Esto puede ocurrir instantáneamente y puede ser muy notable.El producto permite un mayor balance y un pensar más claro.

La proantocianidina es una sustancia que se encuentra en la piel de las uvas, semillas de uva, vino rojo, el arándano, zarzamora, cáscara de manzanas, fresas, y cerezas negras. Estos son los precursores de la pigmentación de los colores rojo, azul y violeta en las plantas. La proantocianidina tambien se puede encontrar en ciertas cortezas de pinos. Las fuentes más populares de suplemento de proantocianidina concentrada son el extracto de semilla de uva y el pycnogenol, el cual es un extracto de corteza de pino marítimo. El extracto de semilla de uva es más barato, más efectivo, y más popular en Europa. Muchos padres han reportado resultados dramáticos al usar este suplemento para tratar el TDA y la hiperactividad en sus niños.

Algunas compañías que ofrecen extracto de semilla de uva en los Estados Unidos venden solamente a profesionales de la salud. Otras compañías permiten vender este producto al público. No sabemos si uno de estos productos es más poderoso que el otro. Lo que sí sabemos, es que las uvas de las cuales se extrae la proantocianidina deben de ser oscuras y con semillas.

Dimetilglicina (DMG)

Hoy en día se sospecha que la misma malfunción cerebral que causa la hiperactividad y problemas de aprendizaje nos puede llevar al síndrome de dislógica, en donde se pierde la habilidad de entender el concepto de causa y efecto, esto nos puede llevar a problemas de comportamiento (a veces peligrosos). En la década del 1970, el Dr. Ben Feingold, un reconocido pediatra alergista, reportó que muchos niños con problemas de aprendizaje e hiperactividad mostraron una increíble recuperación a través de la "Dieta Feingold de comidas naturales y sin aditivos". Feingold eliminó 3,000 aditivos encontrados en alimentos y bebidas. Al colocar a un niño en una dieta de alimentos orgánicos naturales, el cuerpo libera toxinas y restaura las vitaminas apropiadas, minerales y otros nutrientes al cerebro. Este proceso puede ser mejorado con una suplementación de DMG.

El DMG está técnicamente clasificado como un alimento y se encuentra en cantidades muy pequeñas en algunas comidas como la cáscara de arroz, por ejemplo. Químicamente, el DMG es parecido a vitaminas solubles en el agua como la vitamina B. En un artículo del Journal of Laboratory and Clinical Medicine (1990, 481-86), el DMG es descrito como un "compuesto natural simple, con ningún efecto secundario indeseable". Inicialmente este se usaba para ayudar a niños autistas.

Muchos padres han reportado que el comportamiento de sus hijos ha mejorado después de haberles administrado DMG. La frustración bajó considerablemente y el habla mejoró dentro de 24 horas. Una madre de Los Angeles empezó a darle DMG a su hijo autista y sordomudo. Al día siguiente el niño estaba en el carro de la familia cuando de repente su hermanita comenzó a llorar. El niño dijo sus primeras palabras, "No llores Kathy". La madre del niño, en shock, casi chocó el carro. El DMG es muy barato y puede mejorar la efectividad de otros nutrientes, específicamente la vitamina B6 y el magnesio.

Problemas digestivos

En este caso, los factores más importantes son: la ingestión de alimentos (la hora a que uno come, la cantidad de alimentos, y la variedad), la actividad enzimática, la asimilación y el estado mental de la persona. La mala digestión es una señal de un estado de desequilibrio.

Esto puede ser debido a un indeterminado número de causas o simplemente tiene que ver con la dieta de la persona. Una manera simple de mejorar la digestión es la de tomar enzimas de plantas con todas las comidas y no comer tarde en la noche. Ponga una meta de no comer, digamos, después de las 7:00 p.m.

Prácticamente todas las enfermedades pueden relacionarse con problemas de congestión en el colon. Si tenemos la costumbre de comer entre, por ejemplo, el almuerzo y la cena, y en la noche vamos a la cama con el estómago lleno, no le damos a nuestro sistema digestivo tiempo para descansar. Entonces, el cuerpo está forzado a atender a el área intestinal con una cantidad desproporcionada de energía constante. Este proceso le quita energía a otras áreas del cuerpo que también la necesitan. Un intestino lento y flojo inhibe la función cerebral, debido a la falta de circulación, y en general reduce nuestros niveles de energía, dejándonos cansados e irritables casi todo el tiempo.

El tomar enzimas de plantas nos puede ayudar bastante. La diaria ingestión de minerales electrolíticos líquidos, jugo fresco de manzana orgánica, acidofilo, linaza, levadura nutritiva, extracto de ajo envejecido, un suplemento de tallos verdes de trigo o cebada , y alga verde-azul, pueden ayudar a regular la digestión y mejorar nuestra salud en forma general. Adicionalmente, uno debería considerar ayunar por uno o dos días al mes; esto le da al cuerpo un buen descanso. (El ayuno no es recomendable para niños muy pequeños).

El ajo es notorio debido a sus cualidades de restauración y su habilidad de expulsar venenos e impurezas del cuerpo. El extracto de ajo puede ser tomado diariamente. La levadura nutritiva juega un papel muy importante en la eliminación de toxinas provenientes de los excesos de drogas, esta también estabiliza el azúcar en la sangre rápidamente. La levadura nutritiva contiene niveles excepcionalmente altos de proteína útil (comida para el cerebro).

La lecitina cuida al cerebro debido a su amplio contenido del factor de ácidos grasos esenciales (EFA). La cebada, el trigo, espirulina, chlorella, y el alga verde-azul son desintoxicantes y antioxidantes excelentes.

Y, por supuesto, el tomar bastante agua fresca purificada es esencial para una salud total , así que tomen, usted y su hijo, bastante agua purificada. Averigüe sobre sistemas de purificación de agua antes de comprar uno. No todos estos sistemas son iguales.

Terapia de alimentos

Se ha encontrado que un cambio en la dieta es un factor clave para aliviar el comportamiento hiperactivo. Los resultados que se obtienen con las mejoras en la dieta son evidentes casi de inmediato, a veces entre una a tres semanas. Cuando el comportamiento se ha normalizado, es importante mantener la nueva dieta y así prevenir una reversión.

Debido a que las sensibilidades a ciertos alimentos juegan un papel importante en estos desórdenes, ponga alimentos que comúnmente están relacionados con alergias a la prueba - leche, granos, maíz, chocolate, y cítricos - a través de una dieta de eliminación; evite todo tipo de alimentos con azúcar, colorantes, o aditivos. Elimine todo tipo de carnes rojas (nitratos) y comidas congeladas o enlatadas (demasiada sal), y reduzca las bebidas gaseosas. Su dieta actual debe de ser alta en niveles de proteínas vegetales y granos enteros, con bastantes frutas frescas y vegetales, y sin comidas rápidas. Incluya pavo, pescado, germen de trigo, yogur, y huevos.

Lea las etiquetas de productos cuidadosamente. Evite todo alimento con preservantes (BHT, MSG, BHA, etc.), aditivos, o colores artificiales.

Otras Terapias Alternativas Naturales

Aromaterapia

La aromaterapia utiliza las esencias aromáticas de extractos de plantas. Estas esencias son llamadas aceites esenciales y se utilizan para el mejoramiento y la relajación del cuerpo. Estos deliciosos aromas nos hacen sentir bien instantáneamente. Las moléculas del olor tienen un camino directo a través de la nariz hasta la parte emocional del cerebro (el sistema límbico). El olor por si solo nos puede hacer sentir irritables o nos puede calmar. Hay una gran variedad de aceites esenciales que podemos considerar al tratar el TDA. Los tres más importantes son la lavanda, la naranja, y la menta.

Lavanda: la lavanda es el aceite esencial más versátil y útil de entre todos los demás. Este balancea el sistema nervioso central y es también un antiséptico, analgésico y anti-inflamatorio. El aceite de lavanda es utilizado en hospitales para ayudar a personas con problemas para dormir; sus efectos tranquilizantes pueden ayudar a calmar y descansar a niños hiperactivos.

Naranja: es un tranquilizante natural y puede causar efectos sedantes y calmantes en niños hiperactivos. Las mandarinas son también aceites esenciales dulces y sedantes, y muy buenos para los infantes.

Menta: Es un aceite que da energía debido a su contenido de mentol. Ayuda a despejar la mente y estabilizar las emociones. Tiene también la habilidad de crear un sentir de calmada vitalidad.

Para escoger el aceite apropiado, es muy importante que el niño huela los aceites y que tome la decisión de cual es el mejor para él. La conexión nariz-cerebro realiza esta decisión automáticamente, y ésta se basa en la respuesta del sistema límbico. Este proceso también le permite al niño involucrarse en el proceso de tomar decisiones.

El término de Aromaterapia fue inventado en 1937 por el químico francés, Rene-Maurice Gattefosse, quien después de utilizar el aceite de lavanda para curar una quemada, decidió investigar más sobre las propiedades curativas de los aceites esenciales, y así desarrolló la ciencia de aromaterapia hasta lo que es hoy en día. La aromaterapia es muy popular debido a su bajo costo y acceso fácil.

La mayoría de los aceites esenciales son diseñados para uso tópico y aromático solamente. No se deben de ingerir sin la supervisión de un profesional. Pregunte en su tienda naturista local y lea las instrucciones de los productos cuidadosamente; los aceites aromáticos no son necesariamente aceites esenciales. Los aceites esenciales están generalmente descritos como tales en las instrucciones del producto y son más costosos que los otros aceites. Los aceites esenciales puros, de grado terapéutico, son la mejor opción cuando la intención es de utilizarlos como remedio.

Maneras fáciles y efectivas de cuidado.

1. Cargue la botella de aceite esencial pura con usted e inhale cuantas veces desee. La conexión nariz-cerebro tiene un efecto poderoso en nuestro cuerpo.
2. Ponga 4 gotas de aceite esencial en un pedazo pequeño de algodón. Manténgalo en su bolsillo, en su ropa interior, o colóquelo en su almohada. Agregue 1 o 2 gotas más cada vez que sea necesario. La lavanda es un aceite excelente para esto.
3. Ponga una gota de lavanda en su almohada o en la esquina de su cama. Esto le puede ayudar a dormir (o llévese una pequeña almohadilla con lavanda cuando viaje).
4. Coloque unas gotas de aceite base (como la jojoba o el aceite vegetal) en la palma de su mano. Agregue 1 o 2 gotas de aceite esencial y mezcle los dos. Aplique esta mezcla en la nariz, sien, pecho, abdomen, las manos y los pies. Dele un masaje al niño en las manos, pies y espaldas con esta mezcla. Observe cual parte del cuerpo es la más efectiva.
5. Ponga un difusor en su cuarto para limpiar el aire y calmar las emociones. Llene una pequeña olla de popurrí con 3/4 de agua y agregue 6 a 8 gotas de aceites esenciales.

6. Tenga una botella atomizadora siempre a mano y rocíe un poco en la cabeza y la cara cuantas veces usted lo desee. Utilice 2 onzas de agua con 4 gotas de aceite (de lavanda, por ejemplo). 7. Los baños son un arte terapéutico ancestral. Estos son una excelente manera para balancear el cuerpo, la mente y las emociones. Una vez que esté tomando el baño, haga la mezcla descrita en #5 en la palma de su mano y aplíquela en la nariz, el pecho y el abdomen. Unte un pañuelo con agua y colóquelo en su pecho. Cierre sus ojos y descanse. Usted puede agregar 6 a 8 gotas de aceites esenciales en el agua directamente. (la naranja y la menta son muy fuertes y no se deben usar en este caso, ya que pueden irritar la piel.) La lavanda es su mejor opción para este método.

Los aceites esenciales están entre los orígenes de la medicina y los perfumes. Sus líquidos son antisépticos y antivirales, así que además ayudan a mantener un sistema inmunológico saludable.

Medicina China

La acupuntura y las hierbas Chinas son terapias medicinales que han sido documentadas por su efectividad desde hace mucho tiempo. El uso de hierbas en la medicina China es un arte. Un practicante veterano de la medicina herbolaria china es una persona que ha desarrollado un sentido agudo y un buen conocimiento de las cualidades energéticas y propiedades curativas de docenas de plantas, minerales, y substancias animales medicinales.

Un profesional de la medicina China trabaja para identificar y tratar patrones de imbalances y este diseña un curso individualizado de tratamiento. Un doctor de medicina oriental, (D.O), o un es- pecialista de la acupuntura, (Lic. Ac.), usualmente usan ambos procedimientos de hierbas y acupuntura, para tratar sus pacientes.

Un acupunturista utiliza agujas que se colocan en puntos específicos a lo largo de los meridianos del cuerpo, o los caminos donde fluye la energía eléctrica. La energía en el cuerpo se intensifica de esta manera, causando que el paciente se sienta vivo y completo otra vez, con una nueva y mejor habilidad para controlar el estrés y la distracción. Para restaurar este balance, el paciente a veces experimenta un sentido estimulante de armonía con su alrededor y las personas que lo rodean. Esto es energía enfocada. La energía fuera de enfoque, por otra parte, puede ser identificada como hiperactividad, un estado energético que a veces hace difícil o imposible un funcionamiento efectivo con nuestro alrededor. La hiperactividad puede ser considerada como una gran cantidad de energía que no tiene ningún lugar donde ir; esta energía se acumula hasta que explota por falta de un camino apropiado.

En la medicina China, la energía se puede considerar deficiente en unas áreas y excesiva en otras. Un profesional de la acupuntura busca regular este flujo de energía, utilizando agujas para dirigir más energías a las áreas que están deficientes (tonificación), mientras saca el exceso de energía de aquellas áreas que necesitan ayuda o alivio (sedación). De esta manera el fluír de la energía en el cuerpo es estimulado y el resultado es el de un fluír balanceado o uniforme de energía y no uno desordenado. El número de sesiones que se requieren para recibir un efecto balanceado varía de acuerdo a las necesidades del individuo.

Peter Goldberg, Lic. Ac., es un practicante privado en el estado de Massachusetts, y él nos dice que, "El uso de acupuntura y de hierbas chinas ofrece un protocolo terapéutico gentil y natural para atender las necesidades especiales de aquellos con TDA. Esta medicina energética ayuda a ambas áreas, la física y emocional, de un individuo sin importar la edad."

Terapia CraneoSacral

La terapia CraneoSacral es una manera gentil de curar que muy a menudo nos lleva a resultados dramáticos y efectivos. Debido a que la Terapia CraneoSacral afecta directamente al sistema nervioso, ésta es muy buena en niños que presentan trastorno de deficiencia de la atención o hiperactividad.

"Craneo" se refiere al cráneo humano o cabeza, y "sacral" se refiere a la base de la espina dorsal. El sistema craneosacral es compuesto del cerebro y la espina dorsal (el sistema nervioso central); el fluido cerebroespinal que baña al cerebro y a la espina dorsal; las membranas que cubren el cerebro, la espina dorsal y liquido cerebroespinal; y los huesos de la espina y el cráneo que contienen estas membranas.

Un profesional de la Terapia CraneoSacral puede distinguir los endebles ritmos del sistema craneosacral mediante la colocación de una o ambas manos en casi cualquier parte del cuerpo y de esta manera poder palpar el ritmo.

A través de la aplicación de una presión, igual al peso de una moneda con la palma de la mano, se pueden hacer ajustes en este sistema. Es a veces difícil de creer que esto pueda funcionar, pero la documentación y los testimonios personales dejan muy poca duda.

El doctor John Upledger, D.O., O.M.M., investigador y fundador del Instituto Upledger en Palm Beach Gardens, Florida, insiste que lo que se conoce como TDA debe ser considerado en relación a lo que lo causa o provoca. El Dr. Upledger, un experto reconocido mundialmente en Terapia CraneoSacral, dice que la condición llamada TDA debe ser considerada como un síntoma y que la causa de este síntoma debe de ser investigada. La investigación y experiencia clínica del Dr. Upledger en el área de TDA, hiperkinesis, y comportamiento hiperactivo, lo llevan a creer de que existen 3 causas prominentes que contribuyen a estas condiciones. Primero, que existe una disfunción en el sistema craneosacral. Segundo, que pueden existir intolerancias hacia ciertos alimentos y químicos en el cuerpo y tercero, causas emocionales y psicológicas.

En el libro del Dr. Upledger *Your Inner Physician and yo"* (El doctor interior y usted), uno de muchos libros escritos por el Dr. Upledger, el dice, "Nuestro éxito inicial, en la clínica de Michigan State University, con niños hiperactivos fue muy motivadora. El niño hiperactivo se dormía a menudo en la camilla de tratamiento después de haberle realizado correcciones a su sistema craneosacral. Usualmente encontramos el problema en la base del cráneo, en la parte donde la cabeza se conecta con el cuello—Una vez que logramos liberar al cuerpo de un estado en que los huesos estaban "apretados o duros", el sistema de membranas de la duramadre aflojó y el niño comenzó a comportarse en una forma más normal. Las alergias hacia alimentos mejoraron significativamente—Si no encontrábamos este estado de "apretamiento" del cráneo (hueso occipital) más adelante en el cuello, observábamos que la hiperactividad existía debida a otra causa."

Debido al gran éxito que el Dr. Upledger ha tenido con niños hiperactivos, autísticos, y con problemas de aprendizaje, los autores de esta publicación les recomiendan que averigüen más sobre la terapia CraneoSacral para ver si beneficia a su niño.

Remedios a base de flores

En el principio de los años 1930, el Dr. Edward Bach, notorio fisico y científico inglés, observó que muchos de sus pacientes demostraban dificultades emocionales y psicológicas tales como preocupación, soledad, aburrimiento, depresión, desesperanza y miedo, antes del comienzo de una enfermedad. El también notó que estas dificultades inhibían la capacidad natural del cuerpo de prevenir y sobrepasar enfermedades.

Bach dedicó su vida a averiguar más sobre esto. Después de mucho tiempo de investigación y pruebas, el descubrió que las preparaciones homeopáticas de 38 plantas florales, arboles, y aguas especiales aliviaban un amplio rango de dificultades emocionales y psicológicas.

Las preparaciones homeopáticas de plantas son distintas a las preparaciones de hierbas en la siguiente manera: Las preparaciones homeopáticas son versiones diluídas de la sustancia original, y las tinturas de hierbas medicinales son versiones concentradas de la substancia original. Para el mayor efecto, las preparaciones homeopáticas deben de ser elaboradas bajo requisitos muy estrictos. El resultado final es una medicina que contiene una cantidad infinitésimal de la substancia original. No ha sido establecido exactamente como todo esto funciona en el cuerpo. Lo que sí sabemos es que si ocurre una desviación o cambio en las cantidades infinitésimales de ciertas sustancias, podemos afectar nuestra salud adversamente - como en el caso de la hormona tiroide, por ejemplo.

No como en el caso de uso de drogas químicas y tranquilizantes en los cuales nosotros podemos ocultar y suprimir síntomas causando más daño como resultado, la dosis infinitésimal funciona como un catalizador para aliviar las causas emocionales implícitas del estrés. De esta manera el cuerpo es motivado a curarse a sí mismo sin tener que intervenir mucho.

Existen ciertas peculiaridades de comportamiento y características emocionales que son específicas para niños con problemas de aprendizaje y comportamiento. Estas pueden incluir (pero no se limitan a éstas): cometer el mismo error una y otra vez; falta de confianza o el no tratar por miedo a fallar; tener una falta de atención o atención de corto plazo; falta de motivación sin ninguna razón aparente; una concentración interrumpida debida a pensamientos indeseables; y desencantarse o deprimirse fácilmente.

La siguiente lista menciona remedios florales que han sido útiles para tratar el TDA en niños:

Para niños que repiten el mismo error una y otra vez
BOTON O YEMA DE CASTAÑA (CHESTNUT BUD): Para niños que repiten el mismo error, en la escuela, y en la vida. A ellos les toma más tiempo para entender las lecciones.

Para "los que sueñan despiertos"
CLEMATIDE (CLEMATIS): Para niños soñadores, despistados, o con atención de corto plazo. Muchos de sus dificultades de aprendizaje son debidas a que ellos se encuentran "en otro lugar" en cuanto a su concentración.

Para el niño que se da por vencido fácilmente
GENCIANA (GENTIAN): Para el niño que se desanima o se da por vencido muy fácilmente.

Para aquellos niños faltos de confianza
ALERCE (LARCH): Para aquellos niños que no se sienten tan buenos o talentosos como los demás. A ellos les falta autoestima y

confianza y a menudo se dan por vencido porque anticipan el fracaso de antemano.

Para aquellos con pensamientos indeseables y persistentes
CASTAÑA BLANCA (WHITE CHESTNUT): Para niños cuya concentración es afectada por una constante cantidad de pensamientos no deseados.

Para aquellos sin motivación
ROSA SALVAJE: Para niños sin motivación o faltos de iniciativa sin ninguna razón aparente.

Para el estrés en general
ESENCIA CALMANTE: Un remedio de combinación.

Medicina de hierbas

Desde el principio de los tiempos las plantas nos han acompañado cada vez que las hemos necesitados, dándonos belleza, refugio y alivios a enfermedades, ellas siempre han estado a nuestro alcance. Las plantas nos inspiran a comenzar una vida nueva y a defendernos en los momentos difíciles de la vida. Se ha dicho que las hierbas salvajes que crecen cerca de nosotros en abundancia son aquellas que nos pueden ayudar a curar nuestras vidas. Entonces, si las dandelias o flor de amargón - un tónico excelente para el hígado - son las flores que más prevalecen en donde usted vive, es muy posible que la gente que viven en su región estén sufriendo de un mal funcionamiento del hígado manifestado en temperamentos explosivos, fatiga crónica, depresión, indecisión y rabia. La naturaleza siempre tiene una respuesta, aún en los casos más difíciles; somos nosotros los que debemos a aprender a escuchar y ver las cosas como la naturaleza las ve - en términos de balance.

Usualmente se recomiendan hierbas distintas para diferentes problemas, y las hierbas preparadas, al igual que las hierbas frescas, deben de ser combinadas muy cuidadosamente para su mayor efecto. Debemos entender no solamente lo que estamos consumiendo pero también el por qué y éste es uno de los pasos esenciales para tratar cualquier problema con hierbas medicinales. Existen ciertas hierbas claves que se utilizan en el control de hiperactividad. La Raíz Valeriana (valerian root) es una de las mejores hierbas porque contiene propiedades relajantes. Los estudios de esta raíz han mostrado un incremento importante en los niveles de energía y habilidades de concentración; Los lúpulos (hops) son usualmente usados por su efecto calmante en el sistema nervioso y son muy rápidos en su acción; El casquete (skullcap) es considerado un sedativo natural cuyo propósito es el de inducir el sueño, un factor importante para nuestro mejoramiento; La lechuga silvestre (wild lettuce) también es sedante. Esta reduce la excitabilidad de los nervios y los centros nerviosos, lo cual ayuda a aliviar el dolor.

El herbalista profesional cree en tratar a las personas en vez de tratar enfermedades. Ellos consideran la historia de la persona, su vida casera, sus condiciones físicas y mentales, y la personalidad. Todos estos factores contribuyen a un análisis altamente individual y una clara visión de cuales hierbas son mas indicadas para la persona.

Aunque cada caso es tratado separadamente, podemos nombrar 4 hierbas que generalmente se utilizan para tratar niños con TDA. Estas son : Betónica, Ginkgo, skutellaria y Vinca menor. El énfasis es el de incrementar la circulación cerebral.

La uña de gato o cat's claw es una hierba medicinal que es muy conocida como un incrementador de nuestro sistema inmunológico; actúa también como un anti-inflamatorio y promueve la regulación del sistema digestivo. Esta hierba maravillosa ha sido probada a través de numerosos testimonios como una hierba excelente para el mejoramiento de la absorción intestinal. Esta hierba también limpia los pasajes intestinales de peptidos, hongos, bacterias y parásitos parcialmente digeridos, los cuales provocan una constante activación del sistema inmunológico e inflamación que luego se manifiesta como una alergia cerebral en el caso de TDA.

Una vez que el sistema digestivo se calma, el cerebro también se calma. De esta manera se hace más fácil definir las emociones, los sentimientos y los pensamientos y así podemos dormir y descansar mejor. En general, la persona mejora su productividad y en el caso de un niño, el o ella puede concentrarse y progresar en la escuela. Además mejora su relación con sus amigos, maestros, padres, y sobre todo, con ellos mismos.

Otras hierbas que han sido sugeridas para tratar el TDA y la hiperactividad son: avena fresca, bálsamo de hierba de limón fresco (melissa officinalis), camomila, y fruta y flor de espino o marzoleto seca (hawthorn fruit). Sin embargo, sea cauteloso al automedicarse con hierbas, ya que se necesita un cierto grado de experiencia y conocimientos para poder combinarlas.

Si uno desea utilizar alguna hierba en particular para tratar el TDA, se ha reportado que el Ginkgo ha restaurado la memoria en niños que tienden a olvidar cosas, y que ha aumentado la concentración y el enfoque. Los arboles de Ginkgo tienen larga vida y han sobrevivido sin tener ningún cambio en su especie. La integridad y longevidad del Ginkgo es evidencia de su utilidad en trastornos cerebrales y en síntomas asociados con el envejecimiento, tales como la mala función de la memoria, lo cual también es común del ADD. El Ginkgo puede comprarse en tiendas y mercados naturistas.

Los co-pilotos del TDA

En los adolescentes, el TDA es usualmente acompañado por quejas de problemas digestivos, dificultades menstruales, melancolía, cambios de temperamento, irritabilidad y depresión. Cuando consideramos los tratamientos, debemos determinar si estos síntomas son efectos secundarios provenientes de un medicamento o si son provenientes de un imbalance por alguna otra causa. Si usted piensa que estos problemas ocurren debido al medicamento, hable con su médico. Nunca deje de usar un medicamento sin la autorización de su doctor. Una vez que se ha descartado a la medicina como posible causa o ésta ha sido descontinuada por orden del doctor, usted puede explorar otras opciones más naturales para restaurar el balance del cuerpo.

La deficiencia de neurotransmisores

Los neurotransmisores son el lenguaje químico que se transmite entre las células en el cerebro humano. Estos neuro-transmisores permiten que las células cerebrales se comuniquen unas con otras. Cuando existen deficiencias en la función de los neuro- transmisores los resultados son depresión, cambios de temper- amento, irritabilidad, fatiga, ansiedad, neblina cerebral, antojos y adicciones. Cuando tenemos pocas cantidades de neurotransmisores que sirven para sentirse bien es muy difícil que estemos contentos, despiertos y motivados. Las deficiencias de neurotransmisores pueden ser causadas por problemas genéticos, estrés, dietas bajas en aminoácidos y a través del abuso de alcohol y de las drogas.

Existen dos aminoácidos importantes y necesarios para producir neurotransmisores. La Fenilalanina es un aminoácido esencial que nos hace sentir contentos y motivados. La Glutamina es otro aminoácido esencial que nos puede mantener calmados, enfocados y en control. (Por favor note que el suplemento natural Fenilalanina no debe de ser confundido con otra forma de fenilalanina que ha sido químicamente alterado y es conocido como el dulcificante artificial Aspartame.) Para poder funcionar apropiadamente, el cuerpo necesita el aminoácido esencial Fenilalanina, y debido a que este no puede crear este aminoácido a través de otros nutrientes, el cuerpo depende de fuentes externas y suplementos específicos para poder adquirir las cantidades necesarias. El cerebro no puede inmediatamente utilizar los aminoácidos provenientes de carnes, huevos y productos lácteos, así que es necesario tomar suplementos que también contengan co-factores que los ayuden a cruzar la barrera hemato-encefálica. Se ha demostrado en muchos casos que los niños con TDA responden a la terapia de aminoácidos en menos de 48 horas, las mejorías que se observan incluyen un mejoramiento en la memoria, en la concentración, en el sueño y enfoque.

El insomnio, dificultades menstruales y melancolia

Estos imbalances reflejan una tendencia a un exceso en dos posibles direcciones: la expansión o contracción. El estado mental es muy importante en este caso y la auto-imagen también juega un papel importante, tal como el consumo de nutrientes o la falta de ellos. Una falta de nutrientes puede crear un estado mental miserable que ha sido artificialmente inducido. Una mente preocupada puede mantener a una persona despierta toda la noche. El aceite esencial de lavanda puede ayudar, pero para un efecto más duradero, el balance debe de ser restaurado a través del uso de minerales líquidos y otros suplementos. Los minerales son absolutamente esenciales cuando existen síntomas de melancolía y depresión. Los minerales deben de ser tomados regularmente por 4-6 meses antes de ver resultados a largo plazo porque durante los primeros 4-6 meses, los minerales electrolíticos limpian el sistema. Los depósitos de metales pesados son eliminados en estos primeros meses.

Esto requiere bastante trabajo del cuerpo, y muchas veces puede ocurrir una "crisis curativa" en donde las emociones negativas almacenadas en las células son liberadas. Cuando esto sucede, algunas enfermedades pueden aparecer a medida que las toxinas son liberadas del cuerpo. Estudios recientes sugieren que el calcio y el citrato de magnesio son útiles en la desintoxicación del cuerpo debido a un envenenamiento de aluminio.

Los tratamientos a base de acupuntura y sesiones de terapia craneosacral ayudan a restaurar el balance. Los puntos de acupresión pueden aliviar los calambres menstruales de una manera rápida y efectiva. Pregúntele a alguien que conozca de estos puntos de presión y pídale que le enseñe a como utilizarlos. La hierba Valeriana puede tomarse ante de acostarse a dormir, y en cuanto a la aromaterapia, el aceite de Bergamota difundido en el cuarto ayuda a quitar la depresión.

Fatiga

La fatiga puede indicar muchas cosas, pero más que todo, la fatiga nos indica que existe una congestion en el hígado y en los riñones, además de problemas digestivos. La fatiga es a veces acompañada de la rabia y tristeza, las emociones que están relacionadas con el hígado.

La mayoría de los mismos principios se aplican aquí: Use minerales electrolíticos líquidos y suplementos de comidas verdes tales como cebada y granos de trigo. Mantenga una cantidad adecuada de ácidos grasos esenciales, incluyendo el Omega 3 y el 6. Ayude a fortalecer el sistema digestivo de el niño dándole de comer alimentos de más alta calidad y no les de de comer muy tarde en la noche. Anime a su niño a descansar, estirarze y respirar profundamente. Ríase con su niño y juegue con él.

Use la reflexología del pie para traer una nueva vida a los órganos sobre-trabajados. La reflexología del pie es fácil, no cuesta nada y realmente funciona! Los puntos de los riñones están por abajo de los pies, justo debajo y hacia el medio del área debajo del dedo grande del pie. Presione duro y de un masaje. Si usted tiene alguna congestión usted sentirá un dolor agudo. Masajee esta área todos los días hasta que no sienta ningún dolor. De esta manera el problema con sus riñones es reducido. Haga lo mismo con el hígado. El punto del hígado esta localizado en el borde externo del pie derecho, desde la parte más baja del dedo pequeño hasta abajo, más o menos hasta el medio del pie. Consulte con el libro de

Mildred Carter, "Ayudándose a usted mismo con la Reflexologia del Pie" (*Helping yourself with Foot Reflexology*). Esta es una manera muy buena de ayudarse usted y a sus hijos.

La fatiga también puede estar relacionada a sensibilidades químicas a productos de limpieza, pesticidas, y aditivos en las comidas o candidiasis. Lo mismo se aplica para la irritabilidad, alergias, sinusitis crónica y otras gran variedad de problemas. Doris Rapp, M.D., autora de *"Es Este Su Niño?"* (*Is This Your Child?*) y William Crook, M.D. autor the *"La Conexión de Levaduras" (The Yeast Connection)* y *"Ayuda Para El Niño Hiperactivo" (Help for the Hyperactive Child)*, son 2 autoridades en el área de alergias a alimentos, candidiasis y sensibilidades químicas. Sus trabajos son tan relevantes e impresionantes que simplemente les referimos sus nombres y esperamos que ustedes investiguen más al respecto.

Rango de atencion y enfoque

Se ha demostrado científicamente que ciertos patrones especiales de frecuencias sonoras pueden sincronizar la actividad de la onda cerebral en los dos hemisferios. La sincronización hemisférica tiene un gran valor para aquellos con TDA y TDA con Hiperactividad. Se han reportado increíbles mejoramientos en la habilidad para enfocar, la habilidad de tener un largo rango de atención y obtener emociones más calmadas al escuchar cintas de audio y discos compactos que contienen una tecnología patentada de audio llamada Hemi-Sync®. Los educadores y los padres han observado que Hemi-Sync aparentemente puede mejorar la capacidad neurológica para integrar la información y para filtrar la entrada de informaciones sensoriales no deseadas. Un mejor comportamiento en el hogar y un mejor desempeño en la escuela nos demuestran que los jóvenes eventualmente logran acceso a los estados de ondas cerebrales beneficiosas por si solos, sin el estímulo del Hemi-Sync. Hemi-Sync ayuda al cerebro a aprender como normalizar su propio funcionamiento. Una vez que éste lo aprende, la ayuda ya no es necesaria. Para más información utilice un directorio de recursos.

El metodo integrado

Le hemos ofrecido una gran cantidad de información en estas páginas. A veces es difícil saber por donde empezar. Le sugerimos que comience con el área que le llame más la atención, lo que más sobresalga en su mente, o lo que suene más sensato o lógico. El siguiente paso es el de diseñar un método que funcione para su familia.

Sugerimos que comience con aquellas cosas que pueden ofrecerles una gratificación inmediata, como en el caso de la terapia craneosacral, suplementación de aminoácidos o el DMG. Luego incorpore el uso de los minerales electrolíticos líquidos y utilice este protocolo por lo menos por 6 meses antes de establecer cualquier juicio. Despues, agregue zinc, enzimas, comidas verdes, extracto de ajo y ácidos grasos esenciales. Utilice los remedios florales cuando los necesite y disfrute los placeres y beneficios de la aromaterapia (pero no al mismo tiempo que los remedios florales ya que los olores fuertes podrían cancelar la medicina homeopática). Use la reflexología del pie, medicina de hierbas y la acupuntura. Respire profundamente. Juegue, ríase y cante con su hijo, y sobre todo, provéale a los suyos amor y alegría.

Directorio de fuentes de información

CUIDAMOS DELOS NIÑOS Y DE SUS PADRES! La Fundaciòn Life Extension es una organización sin fines de lucro que se dedica a investigar tanto la prolongación de la vids como la forma de mantener su calidad desde el principio al fin. El Trastorno de Déficit de Atención (ADD en inglés) es causado en parte por deficiencias nutritivas que afectan el funcionamiento del cerebro. "Life Extenison" tiene los productos que pueden remediar esta situación: *Life Extension Mix*–Multinutriente con 68 ingredientes para una completa defensa del organismo contra el deterioro causado por la mala alimentación, el estrés y la contaminación ambiental. *Cognitex, DMAE–Ginkgo, Choline Cooler y Acetil-L-Carnitina*–proporcionan los nutrientes necesarios para estimular el funcionamiento del cerebro a través de varios procesos biológicos totalmente naturales, mejorando la concentración, la memoria, la inteligencia y el aprendizaje. *MEGA–GLA o Udo's Choice Oil Blend*– contienen ácidos grasos esenciales, que forman el 50% de la estructura de las células del cerebro, colaboran en las transmisiones nerviosas, y ayudan a mantener el ritmo de crecimiento adecuado. Si necesita información más detallada sobre estos productos póngase en contacto con nosotros: LIFE EXTENSION CENTER, 1101 Ponce de León Blvd., Miami, FL 33134 (305) 443-5455 o (888) 266-4488 Fax, (305) 444-3047 email: leic@bellsouth.net

DAKOTA FLAX GOLD. Las Semillas *Dakota Flax Gold* tienen una cantidad grande en Ligninas, Omega-3 y Fibra lo cual puede ser usada en cereales, ensaladas, sopas y tambien en jugos. Las semillas *Flax Gold* bienen con un moledor disponible (Para el mejor resultado las semillas deveran ser molidas y asi manter su valor nutricional completo). *Dakota Flax Gold* tambien esta disponible en capsulas llamadas Flaxeon-Jet-Caps. Para ordenar los productos Flax, favor llamar a el telefono: 1-877-439-7611 (La llamada es gratis), o Fax: (562) 439-6530 o escrebir a: DAKOTA FLAX GOLD, West Coast 718 Newport Ave. Long Beach CA 90804. www.flaxgold.com

NATIONAL ENZYME COMPANY. National Enzyme company es una compañia pionera en la tecnología de enzimas alimenticias desde 1932. La importancia de suplementar una dieta con enzimas fue descubierta por el esfuerzo pionero del Doctor Howell fundador de National Enzyme company. La teoría del Doctor Howell era que si el podía reemplazar las enzimas perdidas en el cocimiento y preparación de la comida el podría aumentar la asimilación nutritiva y así promover buena salud en general. Hoy National Enzyme Company fabrica productos de enzimas para terceros (maquila) ya sea en cápsulas a granel o producto envasado para clientes nacionales e internacionales. National Enzyme company provee a sus clientes a nivel mundial asistencia en el área de mercadotecnia, literatura, entrenamiento de personal y clientes, promoción, seminarios y exposiciones. NATIONAL ENZYME COMPANY, P.O. Box 411298, Kansas City, MO, 64141 U.S.A. (816) 746-9363 FAX (816) 746-8094   www.nationalenzymecompany.com

100% ENZIMAS DE ORIGEN VEGETAL. *Nutri-Essence*™ Enzimas de Amplia Gama ayudan a maximizar el valor nutritivo de los alimentos reemplazando las enzimas de la comida cuando esta es procesada o cocinada. Cuando usted ingiere *Nutri-Essence*™ Enzimas de Amplia Gama con sus alimentos, la digestión puede empezar antes que las enzimas de su propio cuerpo empiecen a funcionar. Esto hace que su cuerpo no se desgaste antes de tiempo y usted pueda vivir una vida mas plena y duradera. Estas enzimas son 100% de origen vegetal y están disponibles en Vegicaps o en tabletas masticables con sabor a frambuesa. ENZYMES, INC., 8500 River Park Dr. Parkville, MO 64152, U.S.A. (816) 746-6461 FAX: (816) 746-8387

GENUINE N-ZIMES™. Estas fórmulas suplementan las enzimas destruidas en el proceso de cocción. Cuando usted esté preparando sus alimentos incluya mucha comida cruda sin cocinar como sea posible y suplemente sus alimentos procesados y cocinados con *Genuine N-Zimes*™. Esto hace que usted pueda digerir sus alimentos mejor y aproveche todo el valor nutritivo de la comida. Todas estas fórmulas están disponibles en cápsulas de gelatina fáciles de tomar a la hora de la comida. Nuestras fórmulas eb polvo hacen posible que estas se puedan rociar directamente en la comida. ENZYMES, INC., 8500 River Park Dr. Parkville, MO 64152, U.S.A. (816) 746-6461 FAX: (816) 746-8387

JUGO DE LA HOJA VERDE DEL TRIGO. A *Sweet Wheat*®, Jugo de la Hoja Verde del Trigo Orgánico, 100% Certificado, en Polvo, se le considera un complemento alimenticio superior. Contiene casi todos los elementos necesarios para una nutrición adecuada. Muchos doctores en medicina recomiendan *Sweet Wheat*® como alternativa a tomar medicinas. No contiene productos de relleno. Contiene 47% de proteínas, 26% de minerales y 23% de carbohidratos. Es rico en aminoácidos, antioxidantes y clorofila. Una cucharadita equivale, nutricionalmente, a ¾ de kg. de vegetales orgánicos frescos. En México: Natural Balance SA de CV, Apdo. Postal 185, Naucalpan, Edo de México , CP 53370 o a Avenida de los Arcos 18-C, Parque Industrial Naucalpan, Estado de México, CP 53370, Tel. (5) 312-0452. Para el resto de los países latinaoamericanos y los Estados Unidos: SWEET WHEAT, P.O. Box 187, Clearwater, FL 33757, teléfono (727) 446-0819. En el interior de los Estados Unidos: 1-(888) 227-9338. www.sweetwheat.com; Correo Electrónico: info@sweetwheat.com

VERDES PODEROSOS (MIGHTY GREENS). Este producto es una fuerte combinacion de aminoácidos, antioxidantes y otros nutrientes que apoyan al sistema inmunologico y a todas las funciones corporales. *VERDES PODEROSOS* es una mescla de trígo, cebada, centeno y grama de avena, ademas de spirulina y clorella. En esta formula tambien incluimos otras 22 hiervas de soporte entre las cuales tenemos, gingko biloba, ginseng y extracto de piel de uva. PINES INTERNATIONAL, P.O. Box 1107, Lawrence KS 66044 tel. (785) 841-6016 Fax (785) 841-1252 Correo Electrónico: sales@wheatgrass.com www.wheatgrass.com

PRODUCTOS DEL CLOROFILA. La Clorofila Líquida de Desouza es un versátil producto que puede ser tomado como un suplemento dietetico o como un líquido para lavar la boca y refrescar el aliento. No contiene ningun preservativo o colorantes y esta disponible en capsulas, liquido o tabletas. La nueva formula de *TOOTH GEL (GEL PARA DIENTES)*, es un nuevo producto homeopatico para el cuidado de los dientes que incluye soda para obtener dientes mas blancos y Uña de Gato potentizada, la cual es conocida por sus efectos positivos en las encias. *TOOTH GEL* no contiene Sulfato de Laurel de Sodio y contiene las legendaria Clorofilina de Sodio y Cobre - derivada de la Alfalfa, un excelente refrescador del aliento. Tambien se encuentran disponibles el *ORAL RINSE (ENJUAGUE ORAL)* y el *SPRAY* de DeSouza, un excelente agente limpiador, astringente y refrescador del aliento con sabor natural de canela. Solamente utlizamos el agua mas pura, agregando Acido Ascorbico como preservativo, sin nigun contiendo de alcohol. DeSOUZA INTERNACIONAL, INC. P.O. Box 395, Beaumont CA, U.S.A., 02223 (800) 373-5171 www.desouzas.com

Bibliografia

-Balch, James F., M.D., and Phyllis A. Balch, C.N.C., Prescriptions for Nutritional Healing. Avery Publishing, NY 1993
-Beinfield, Harriet, L.Ac., and Efrem Korngold, L. Ac., O.M.D., Between Heaven and Earth, A Guide to Chinese Medicine. Ballantine Books, NY, 1991
-Carlson, Richard, Ph.D., and Benjamin Shield, editors, Healers on Healing, Jeremy P. Tarcher, CA, 1989
-Caner, Mildred, Helping Yourself With Foot Reflexology, Parker Publishing Co., NY, 1969
-Fischer-Rizzi, Susanne, Complete Aromatherapy Handbook, Essential Oils for Radiant Health, Sterling Publishing, NY, 1990
-Fukuoka, Masanobu, The Natural Way of Farming, Japan Publishing, NY, 1985
-Garber, Marian & Stephen, Beyond Ritalin, Random House, 1996
-Hay, Louise, You Can Heal Your Life, Hay House Inc., CA, 1984
-Martlew, Gillian, N.D., Electrolytes, The Spark of Life, Nature's Publishing, Ltd., FL, 1994
-Mendelsohn, Robert, M.d., How to Raise a Healthy child in Spite of Your Doctor, Ballantine, NY, 1984
-Page, Linda Rector, Healthy Healing, Healthy Healing Publishing, CA., 1995
-Rapp, Doris, M.D., Is This Your Child?, Wm. Morrow and Co., Inc., NY, 1991
-Tierra, Michael, C.A., N.D., The Way of Herbs, Simon & Schuster, NY, 1990
-Upledger, John E., D.O., O.M.M., Your Inner Physician and You, North Atlantic Books, CA, 1991

EL INSTITUTO DEL DESARROLLO HUMANO, Inc.
Presenta el video
"SU NIÑO Y A.D.D./A.D.H.D."
Una guia para los padres

Un valioso y dinamico video de 60 minutos que explora tratamientos innovativos y tradicionales para efectivamente tratar la **hiperactividad o el trastorno deficitario de la atención** explicados por expertos en la materia.

ESTE VIDEO LE OFRECE RESPUESTAS A SUS PREGUNTAS

•Como su niño puede ser mal diagnosticado
•Los sintomas basicos de A.D.D. y A.D.H.D.
•Los elementos alergicos en los alimentos, tales como los colorantes, quimicos y preservativos, y como estos nos pueden afectar.

• Suplementos nutricionales que les pueden ayudar a incrementar su funcion cerebral.

• Niveles de desarrollo, tales como el gatear y el caminar, y su efecto en el cerebro

• Aprenda como **la estructura determina la funcion** y como el cerebro y el cuerpo trabajan como una sola unidad.

• Directorio de informacion para poder ayudarlos e encontrar ayuda.

Para ordenar esta valiosa fuente de información en video, **llamenos al: (888) 562-0065**

Para mas información sobre este video o de nuestro catalogo **llamenos al: (877) ADD-HOPE**

Para afuera de los Estados Unidos llame de (954) 227-4766

Visitenos en el internet: www. addhope.com o www. brainpotential .com

Otros libros por Safe Goods en Inglés

The A.D.D. and A.D.H.D. DIET! $9.95 U.S.
A look at contributing factors and natural treatments for
ADD/ADHD.

Crystalloid Electrolytes $4.95 U.S.
Our body's energy source for the new millennium
Everything you need to know about minerals.

The Brain Train $4.95 U.S.
How to keep our brain healthy and wise (for children.)

Super Nutrition for Animals (Birds Too!) $12.95 U.S.
Healthy advice for Dogs, Cats, Ferrets, Horses and Birds.

The Secrets of Staying Young $9.95 U.S.
The newest information on anti-aging, immune support, men's and
women's menopausal cures and natural remedies for longevity.

Safe Goods/ATN Publishing,
P.O., Box 36, East Canaan, CT 06024 USA
(860) 824-5301
(no hablamos español)
Email: safe@snet.net   Website: animaltails.com